Dr Camille DUBAND

Ancien Externe des Hôpitaux de Lyon.

De L'élongation du nerf facial dans les Tics douloureux de la face

LYON. — IMP. A. REY

DE

L'ELONGATION DU NERF FACIAL

DANS LES

TICS DOULOUREUX DE LA FACE

PAR

Le Dr Camille DUBAND

Ancien Externe des Hôpitaux de Lyon.

LYON

A. REY & Cie, IMPRIMEURS-ÉDITEURS DE L'UNIVERSITÉ

4, RUE GENTIL, 4

1903

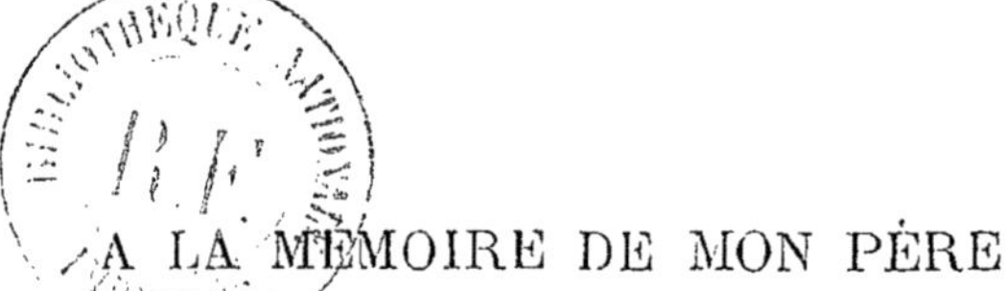

A LA MÉMOIRE DE MON PÈRE

AVANT-PROPOS

Ce n'est pas pour obéir à une tradition, voulant que la première page d'une thèse soit consacrée à des formules, que nous adressons ici l'expression de notre reconnaissance à nos maîtres de la Faculté et des Hôpitaux ; nous espérons au contraire pouvoir les persuader de la véritable sincérité de nos sentiments.

M. le professeur Tripier nous a fait l'honneur d'accepter la présidence de notre thèse ; qu'il reçoive ici, avec le témoignage de notre respect, nos sincères remerciements.

Au cours de deux de nos semestres d'externat, M. le professeur Maurice Pollosson et M. le professeur agrégé Nové-Josserand nous ont prodigué dans leurs services de chirurgie leur savant enseignement ; nous sommes vivement reconnaissant des conseils dont ils nous ont fait profiter.

Nous nous félicitons d'avoir acquis nos premières connaissances médicales auprès de M. le Dr Mollard, médecin des hôpitaux ; nous n'oublierons jamais ses causeries cliniques, si attrayantes et si pratiques, au lit du malade.

M. le Dr Garel, médecin des hôpitaux, s'est efforcé de nous enseigner en laryngologie des connaissances essentiellement utiles, qu'il veuille bien accepter aussi l'hommage de notre gratitude.

Pendant toute la durée de nos études, nous avons pu apprécier la très grande bienveillance de M. le professeur agrégé Siraud à notre égard. Il nous a donné de plus l'idée première du travail que nous présentons et ne nous a ménagé ni son temps, ni ses conseils. Nous avons donc une double dette de reconnaissance envers lui et nous lui demandons de bien vouloir accepter l'hommage de notre profonde gratitude.

Enfin notre excellent camarade Victor Boncourt a été, par sa parfaite connaissance de la langue allemande, un collaborateur précieux, et nous l'avons trouvé, comme toujours, heureux de rendre service.

C. D.

DE

L'ÉLONGATION DU NERF FACIAL

DANS LES

TICS DOULOUREUX DE LA FACE

CHAPITRE PREMIER

INTRODUCTION

Les termes de *prosopalgie*, de *névralgie faciale,* de *névralgie du trijumeau* sont autant de synonymes servant à désigner une même affection dont le symptôme essentiel, et souvent le seul symptôme est la douleur. Cette douleur continue, assez légère d'habitude, mais souvent insupportable par sa persistance même se localise volontiers en certains points déterminés par Valleix et correspondant aux lieux précis où les branches nerveuses quittent les canaux osseux, ou encore lorsque les rameaux nerveux traversent un muscle pour devenir sous-cutanés[1].

Le terme de *tic douloureux de la face* doit être réservé à une forme toute particulière de la névralgie faciale.

[1] Voir Valleix, *Traité des névralgies ou affections douloureuses des nerfs*, et Charcot Bouchard, *Traité de médecine*, t. VI, Article Névralgie faciale.

Dans ce cas, les muscles innervés par le nerf facial sont le siège de spasmes si intenses qu'ils ont fait donner à cette affection le nom de *tic douloureux*, *tic spasmodique*. Les douleurs qui accompagnent ces secousses convulsives, rapides et multipliées, sont souvent tellement aiguës, tellement rebelles à tous les agents thérapeutiques ordinaires ; leur répétition presque continuelle obsède à un tel point les malades, que, la vie leur devenant insupportable, ils sont le plus souvent poussés au suicide.

Toutes les névralgies faciales ne s'accompagnent pas fort heureusement de ces phénomènes douloureux, le tic spasmodique n'existe en général que dans les cas graves de névralgie faciale et l'élément douleur peut encore présenter dans ces conditions des degrés divers, depuis le tiraillement musculaire léger jusqu'aux convulsions violentes, paroxystiques, provoquant d'atroces douleurs.

Ces convulsions sont d'origine réflexe et siègent dans le domaine du facial. Il est remarquable de constater que la portion motrice du trijumeau n'est pas, dans la grande majorité des cas, mise en jeu. Sinclair Holden a observé cependant un cas où les troubles moteurs se trouvaient généralisés non seulement à toute la face, mais encore à la totalité des muscles du corps. Il est certain que, chez les hystériques, ces contractions douloureuses locales pourront amener de grandes attaques généralisées.

La répétition continuelle de ce tic douloureux sur lequel la volonté ne possède aucun pouvoir, les échecs thérapeutiques médicaux, ont engagé les chirurgiens à tenter diverses opérations destinées à traiter le spasme des muscles du facial, en s'adressant à ce nerf moteur.

Létiévant résumait ainsi la question en 1873[1].

« C'est sur le bord postérieur du masséter, à sa partie la plus élevée, ou à l'angle de la mâchoire que le bistouri doit faire une incision profonde pour atteindre les divisions de la branche supérieure ou inférieure du facial. Gensoul divisa la branche temporo-faciale pour une névralgie rebelle, la névralgie guérit. Une paralysie, limitée à un petit nombre de muscles de la face, persista, mais sans altération notable de la physionomie. Une seconde opération pratiquée sur la branche cervico-faciale guérit aussi une autre malade, ne donnant lieu qu'à une légère paralysie circonscrite de la région inférieure..... Ces deux faits semblent démontrer que la section isolée de chacune des branches du facial peut guérir une névralgie faciale et n'est pas aussi fâcheuse pour la physionomie qu'on pourrait le croire *a priori*. La section du tronc du facial n'aurait probablement ni cette innocuité ni cette efficacité, car, avant de se diviser en deux branches, le facial est un nerf presque uniquement moteur..... Cette section produirait une difformité sensible et permanente, une hémiplégie faciale complète. »

Nous pourrons donc toujours reprocher à la section ou à la résection nerveuse de produire une paralysie permanente, soit d'une partie, soit de la totalité des muscles innervés par le facial, suivant que l'opération

[1] Létiévant, *Traité des sections nerveuses*, Paris, 1873.

de la névrotomie aura porté sur une branche ou sur le tronc du nerf. C'est ainsi que le disait Zesas précisément sur la question qui nous occupe « remplacer son mal, par un autre mal non moins désagréable ».

La recherche du tronc du facial prend, au contraire, un intérêt plus grand lorsqu'on essaie d'agir sur lui, non plus par la section, mais bien par l'élongation. En effet, la paralysie consécutive à l'opération n'est plus définitive ; elle n'est que transitoire, on peut agir sur elle par différents moyens. Elle peut ne durer que quelques jours et disparaît même lorsque sa persistance a duré quelques mois. C'est ce procédé opératoire que nous étudierons pour le traitement du tic douloureux de la face.

CHAPITRE II

ÉTIOLOGIE ET PATHOGÉNIE

La névralgie faciale, le tic douloureux, ne sont pas, comme du reste toute les névralgies, de véritables maladies, au sens strictement nosologique, car ces affections répondent à des lésions variées, comme à des états morbides divers : ce sont des syndromes cliniques qu'il n'est possible de bien définir que par leurs caractères symptomatiques.

Nous ne ferons pas une description détaillée de la névralgie faciale accompagnée ou non de son symptôme tic douloureux ; son étude se rencontre dans tous les traités classiques où elle se trouve exposée beaucoup mieux que nous se saurions le faire. Mais, nous croyons cependant utile d'insister sur les différentes étiologies de ce syndrome, parce qu'elles nous seront nécessaires pour poser l'indication de l'élongation faciale lorsque le tic douloureux, s'ajoutant aux symptômes ordinaires, peut-être supprimé par l'intervention si l'étiologie en cause le permet.

La névralgie faciale frappe de préférence les neurasthéniques, les névropathes, les hystériques ; les arthritiques, les goutteux, les rhumatisants paient aussi un lourd tribut à l'affection.

Le rhumatisme produit des névralgies faciales qu'il faut distinguer des névralgies *a frigore* simples : « ces névralgies n'ont pas de caractère pathognomonique, ce sont leurs connexions pathogéniques qui indiquent leur nature ; c'est-à-dire que, quand il n'y a pas de cause nette appréciable d'une névralgie chez un rhumatisant, on attribue sa névralgie au rhumatisme. (Grasset et Rauzier[1], *Traité pratique des maladies du système nerveux).* Les auteurs précités énoncent aussi l'opinion de Trousseau pour qui le tic douloureux n'était pas produit par le rhumatisme, mais relevait au contraire d'une forme de l'épilepsie et citent l'avis identique de Peter : « pour nous qui ne considérons pas le mot de névralgie épileptiforme comme un simple synonyme, mais comme une idée nosologique aussi vraie que féconde, nous avons pensé qu'il y avait lieu d'appliquer au tic douloureux le traitement de l'épilepsie »[2].

La chlorose, le diabète sont souvent aussi des causes favorisantes. Valleix *(Traité des névralgies*, Paris, 1841) a mis en parfaite évidence l'action favorisante du froid et surtout du froid intense. Si les intoxications sont rarement incriminées, les infections sont par contre très fréquemment en cause, la grippe, la syphilis, la malaria surtout, en un mot toutes les maladies infectieuses peuvent être justement suspectées. Une mention spéciale peut enfin être réservée au tabes.

[1] Grasset et Rauzier, *Traité pratique des maladies du système nerveux.*

[2] Peter, Tic douloureux guéri par le bromure de potassium *(Bulletin génér. de thérapeutique*, 1876, p. 337).

Les causes précédemment énumérées sont en somme des causes générales, sauf peut-être le froid ; mais à côté de celle-ci se placent les causes locales, périphériques ; elles sont extrêmement nombreuses et importantes. Citons d'abord les névralgies par corps étrangers comme B. Allan[1] en rapporte un exemple (morceau de porcelaine dans l'intérieur de la joue). Dans d'autres circonstances, un traumatisme plus ou moins grave de la région peut être le point de départ de l'affection, et l'on se rend facilement compte des conditions très diverses pouvant ainsi l'occasionner. Les lésions dentaires ou d'origine dentaire sont à incriminer comme cause de la névralgie faciale et, en particulier, du tic douloureux. Ferrier[2] en a rapporté des exemples dans sa thèse ; d'autres sont cités à propos de l'évolution de la dent de sagesse. Gross, de Philadelphie, a décrit une variété de névralgie faciale survenant chez les vieillards à la suite de la chute des dents. Les fatigues excessives imposées à l'appareil oculaire rentrent aussi dans la catégorie des causes locales exerçant leur action nocive sur les portions terminales des nerfs, les irritations oculaires, l'herpès conjonctival agissent de même. Les maladies des sinus de la face peuvent s'accompagner aussi de névralgie et de tic toutes les fois que les lésions envahissant les os y déterminent une inflammation chronique ; le professeur Tillaux rapporte plusieurs faits de ce genre. Sur le trajet extra-cranien des diffé-

[1] Tic douloureux de la face guéri par une opération, B. Allan, *Arch. géné. de médecine,* t. XXIX, p. 197.

[2] Ferrier, thèse de Paris, 1884.

rents nerfs de la face, on peut enfin trouver des tumeurs ou des lésions leur appartenant en propre, ou venant les exciter par contiguïté quand ces lésions portent sur les os, le périoste ou les parties molles. Les mêmes causes se rencontrent du reste pour la portion intra-cranienne. Rose et quelques chirurgiens anglais ont voulu mettre en avant la possibilité du rétrécissement des trous de la base du crâne pendant la vieillesse ; cette opinion est peu probable.

Citons enfin les causes réflexes de la névralgie et du tic : c'est ainsi que quelques auteurs invoquent la constipation opiniâtre et les parasites intestinaux (?)

En présence d'un malade souffrant de tic douloureux, nous devrons donc nous livrer tout d'abord à un examen très approfondi nous permettant de diagnostiquer la cause de l'affection. Si cette cause est périphérique, locale, nous pourrons proposer l'élongation nerveuse ; les causes intra-craniennes, centrales demandent au contraire des opérations plus graves et commandent même souvent l'abstention. Si nôtre diagnostic reste hésitant, nous pourrons nous rappeler que les douleurs fulgurantes jointes à des troubles encéphaliques, la possibilité de faire éclater l'accès en pressant un point éloigné du corps, l'impossibilité de soulager le malade par la pression énergique du nerf, les symptômes cérébraux s'ajoutant aux douleurs, constituaient pour Létiévant autant de signes en faveur d'une origine centrale.

CHAPITRE III

DE L'ÉLONGATION NERVEUSE
ANATOMIE ET PHYSIOLOGIE PATHOLOGIQUE

Pratiquée pour la première fois par Billroth, en 1869, l'élongation nerveuse fut répétée ensuite par Nussbaum. Sa pratique se répandit bientôt en Allemagne et en Angleterre, puis peu à peu cette opération s'est généralisée. A. Blum fut un des premiers chirurgiens français qui pratiquèrent cette intervention.

Parmi les travaux d'ensemble publiés sur ce sujet, il faut citer la *thèse de Duvault*, Paris, 1876, le mémoire de Blum[1] et les articles de Chauvel[2]. Avant cette époque, les seules ressources chirurgicales pour les diverses affections nerveuses étaient la section et la résection. Létiévant[3] estimait que, dans les névralgies rebelles aux agents thérapeutiques, le médecin pouvait intervenir activement par la section. L'opinion de Weir-Mitchell est identique « lorsque, dit-il, la douleur est très vive, persistante, je crois le moment

[1] Blum. Elongation des nerfs. *(Arch. générale de médecine, 1878).*

[2] Chauvel. De l'élong. des nerfs. *(Arch. gén. de médecine, 1883).*

[3] Létiévant. *Traité des sections nerveuses*, p. 232.

venu de pratiquer la résection du nerf le plus haut et le plus tôt possible ».

On a reproché à la névrotomie ou à la résection nerveuse de ne pas guérir dans un assez grand nombre de cas et d'une façon durable les douleurs névralgiques. L'extrémité du nerf sectionné peut en effet se tuméfier ou s'englober dans la cicatrice qui, en se rétractant, comprime les tubes nerveux et reproduit la douleur avec la même intensité. Enfin, et le fait est particulièrement grave, surtout s'il s'agit de nerfs mixtes, on condamne presque fatalement le malade à la paralysie définitive des parties innervées par le nerf sectionné.

L'élongation dans les névralgies est bien plus innocente, elle a donné autant de succès, elle n'expose qu'à une paralysie temporaire et les troubles de compression occasionnés par la cicatrice n'existent pas dans cette opération.

Nous étudierons successivement les lésions macroscopiques, les lésions microscopiques résultant de l'opération, les troubles fonctionnels, et nous chercherons enfin à savoir de quelle manière agit l'élongation pour provoquer une guérison.

Lésions anatomiques. — C'est à la périphérie et plutôt dans la gaine du nerf que dans son tissu propre que l'on constate des lésions. Ce sont des rougeurs, des ecchymoses plus ou moins étendues au niveau des divisions du tronc nerveux. L'injection sanguine est à son maximum le quatorzième jour mais, à la sixième semaine, le microscope découvre encore des extravasats sanguins. Valentin a constaté la séparation de la myéline et du névrilème, Schleich[1] la destruction partielle des vaisseaux du névrilème, Vogt[2] le déplacement du nerf dans sa gaine cellulaire.

Les observations microscopiques de Tarchanoff, de Laborde, de Quincaud et de Marcus[3] démontrent les lésions histologiques produites par l'élongation. Tarchanoff a constaté des hémorragies capillaires de la gaine, il a vu que, si les cylindraxes et la myéline sont parfois divisés, la gaine de Schwan est toujours intacte. Marcus a reconnu seulement l'existence d'une couche anormale entre la myéline et les cylindraxes ?

Troubles fonctionnels. — La distension s'accompagne d'un craquement, d'un froissement plus ou moins sensible *(Duvault*, thèse de Paris) dont la cause n'est pas bien déterminée. Chez les animaux, on constate au moment de l'élongation des mouvements spasmodiques violents. Chez l'homme, l'intervention produit une douleur atroce, avec sensation de fourmillement au niveau des nerfs élongés. Si l'élongation a été légère, la sensibilité disparue apparaît le lendemain ; si l'élongation a été brusque ou plusieurs fois répétée, la sensibilité est longue à revenir ; Valentin, Schleich constatent une diminution de l'excitabilité suivie parfois d'exagération, tant que les tractions

[1] Voir A. Blum, *Archives générales de médecine*, 1878. Elongation des nerfs.

[2] Chauvel, *Archives générales de médecine*, 1881, p. 707.

[3] Voir A. Blum et Chauvel, *loc. cit.*

sont modérées. Une forte distension peut amener la disparition de toute excitabilité du cordon nerveux, temporaire ou permanente. Le nerf peut reprendre ses propriétés, même lorsque l'expérience a été poussée jusqu'au point d'abolir la contraction musculaire.

Mode d'action. — De nombreuses expériences de Vogt ont démontré que l'élongation agissait principalement sur la circulation, amenant un changement dans la nutrition du nerf et, par conséquent, dans ses propriétés fonctionnelles. La distension du sciatique chez le chien, pratiquée au niveau de l'échancrure sciatique, produit, d'après cet auteur, des ecchymoses dans le névrilème, non seulement au niveau de l'échancrure, mais encore à la périphérie, au niveau des points de division du tronc nerveux au genou et même au pied. Ce même auteur en observa également sur les extrémités terminales des filets nerveux au point où ils pénètrent dans les muscles. Terrillon[1] pratiquant l'élongation du sciatique sur des chiens, est arrivé aux résultats suivants : un quart d'heure après l'opération, l'animal ne ressent ni la piqûre ni le pincement ; le lendemain, la piqûre est sentie ; les jours suivants, la sensibilité revient peu à peu à la normale. Si le chien est sacrifié, au bout d'un mois on voit que le nerf est alors entouré d'un tissu cellulaire induré et adhérent ; sa couleur, son volume sont normaux. Au point de traction, on trouve à la périphérie un tissu conjonctif lâche, infiltré de quelques

[1] Thèse de Duvault, Paris, 1876.

cellules adipeuses ; dans la partie centrale, les tubes nerveux sont normaux. Dans une deuxième expérience, la sensibilité apparut trois jours après l'opération. L'animal fut sacrifié au bout de quinze jours. Sur un fragment de nerf sectionné transversalement à 3 centimètres de la partie distendue, on put voir l'atrophie des faisceaux nerveux superficiels et l'intégrité relative des profonds. Le tissu conjonctif était plus développé que normalement.

Tous ces phénomènes confirment les lois de Pflüger et Dubois Raymond.

1° Tout changement d'état dans un nerf est un excitant de ce nerf.

2° Pour qu'un changement d'état agisse sur un nerf, il faut qu'il soit brusque.

Nous croyons devoir ajouter que, pour servir à une guérison, ces changements d'état doivent être momentanés et ne pas produire par conséquent des lésions anatomiques durables.

En résumé, on peut dire que l'élongation est efficace grâce aux modifications qu'elle apporte à la structure et à la circulation nerveuses. Ces modifications se présentent non seulement à l'endroit où a porté l'élongation, mais encore en différents points plus ou moins éloignés de la plaie opératoire. En corrélation avec les lésions anatomiques, se produisent des troubles fonctionnels momentanés se traduisant par une paralysie puis, parallèlement à la régénération anatomique, apparaît le retour des fonctions normales.

CHAPITRE IV

MÉDECINE OPÉRATOIRE

Données anatomiques. — Nous empruntons à une étude anatomique de la « région préauriculaire » les rapports exacts que présente le tronc du facial à sa sortie du trou stylo-mastoïdien avec l'apophyse mastoïde et la parotide [1]. La connaissance exacte de ces rapports sert d'indice pour le procédé employé par M. Siraud dans l'élongation du tronc du nerf facial. Le nerf facial correspond par sa situation à la limite inférieure de la cavité préauriculaire. *Il se trouve exactement sur le niveau d'une ligne horizontale menée par la pointe de la mastoïde au maxillaire inférieur.* Le nerf, depuis sa sortie du trou stylo-mastoïdien décrit une courbe ou une anse dont la concavité regarde en haut. La première portion ou branche verticale est immédiatement appliquée au-devant de la mastoïde. Elle peut être considérée comme extra-glandulaire, la deuxième portion ou branche horizontale plonge dans le tissu parotidien et se dirige horizontalement vers la branche montante du

[1] Gangolphe et Siraud, De la voie préauriculaire dans les interventions sur le conduit auditif et le rocher *(Revue de chirurgie*, 1895, p. 300).

Siraud, *la Région préauriculaire* (travail du Laboratoire de la Faculté de Lyon, 1895).

maxillaire inférieur, au niveau de la ligne ci-dessus indiquée. Cette deuxième portion, située dans le tissu parotidien, est plus superficielle que la première verticale, et elle est séparée du plan cutané par une épaisseur moyenne de 1 cm. 1/2 à 2 centimètres. Après luxation ou tassement de la glande, on voit le tronc nerveux sorti du trou stylo-mastoïdien, descendre verticalement le long du bord interne de la mastoïde. La longueur de ce trajet vertical est de 1 cm. 1/2 environ, *le facial est alors extra-glandulaire*, et ce n'est qu'au point où il se recourbe pour devenir transversal qu'il pénètre dans la glande, à sa face postérieure.

Indications opératoires. — Nous avons distingué dans le chapitre de l'étiologie les tics douloureux d'origine locale ou périphérique, ceux d'origine centrale ou intra-crânienne et les tics dus à des causes générales. Pouvons-nous appliquer indifféremment l'élongation à ces cas divers? nous ne le pensons pas. Si nous recherchons dans les observations qui nous sont connues, nous voyons que chez le malade opéré par Zesas (*Wiener med. Wochen.*, n° 1, 1884) la cause première de l'affection est attribuée au rhumatisme, l'élongation du facial amena la guérison.

Dans le cas de Keen (*New-York med. Journal*, 1886, p. 503), la malade avait eu des manifestations nerveuses multiples pendant son enfance et avait été deux fois paralysée, la malade guérit par l'opération. Dans l'observation de M. le Dr Siraud, les lésions dentaires sont mises en cause et la malade est débarrassée de son tic à la suite de l'élongation. D'autre part,

Zesas, cité par Southam (*the Lancet*, 1886, t. I, p. 685) est d'avis que l'opération doit être tentée toutes les fois que le tic n'est pas dû à une lésion intracranienne. C'est cette opinion que nous adopterons.

Nous serons donc autorisés à intervenir si le tic douloureux est consécutif à un corps étranger ou à un transmatisme. D'autre part, certaines névralgies sensitives émanées du domaine du trijumeau pourront donner naissance, par action réflexe, à des névralgies motrices consécutives retentissant sur le territoire du facial et produisant par conséquent le tic douloureux. L'herpès conjonctival, une lésion des sinus envahissant les os et déterminant une inflammation chronique (Tillaux) pourront alors être mises en cause et devenir justiciables de l'élongation. Nous nous sommes à ce sujet posé la question suivante : ne pourrait-on pas rapprocher les différentes étapes sensitives, puis motrices suivies par la névralgie, de celles observées dans la coxalgie où les symptômes sensitifs précèdent les troubles moteurs ?

Les infections comme la grippe, le rhumatisme peuvent aussi amener une névralgie ou une névrite et rentrent par conséquent dans la catégorie des cas opérables par l'élongation, peut-être pourrions-nous même ajouter les tics douloureux des névropathes et des neurasthéniques.

Toutes les lésions centrales seront au contraire une contre-indication opératoire absolue.

Procédés opératoires [1]. — Nous avons à notre

[1]. Chipault, *Chirurgie opératoire du système nerveux*.

disposition pour l'élongation du nerf facial quatre procédés opératoires que nous allons étudier successivement.

1° *Procédé de Hueter.* — En avant de l'oreille, le long du bord postérieur de la branche montante du maxillaire, Hueter faisait une incision de 2 pouces de long, ayant son centre au niveau de la partie supérieure du lobule. La peau, le tissu cellulaire le fascia parotidien étant coupés, le tissu glandulaire était incisé couche par couche, il tombait sur la branche inférieure de division du nerf qu'il suivait jusqu'à sa jonction avec la branche supérieure, horizontale.

2° *Procédé de Kaufman.* — Pour suivre le nerf plus loin, du côté du trou stylo-mastoïdien, Kaufman opérait de la façon suivante. Sur le bord postérieur de la branche montante du maxillaire inférieur, incision de 2 centimètres de long comprenant la peau, le tissu cellulaire et le tissu parotidien. On découvre alors près de l'angle du maxillaire la branche cervicale superficielle ; on la libère sur une longueur d'environ 2 centimètres et on la soulève avec un crochet. La direction de son bout central devient très nette et, en le suivant, on mène une nouvelle incision oblique partant de la première incision longitudinale. Cette nouvelle incision, oblique en haut et en arrière, est prolongée jusqu'à l'apophyse mastoïde. La peau et la parotide étant sectionnées, on voit successivement le rameau cervical, la branche inférieure du facial et enfin le tronc même du nerf qu'il est possible de libérer jusqu'à sa sortie de la base du crâne.

3° *Procédé de Baum.* — Les branches périphériques du nerf ne servent plus de guide dans l'opération. On va chercher le nerf facial directement au niveau du trou stylo-mastoïdien.

« En arrière de l'oreille, on fait, dit Baum, une incision de 2 pouces et demi dont l'extrémité inférieure arrive au niveau de la pointe de l'apophyse. Le bord postérieur de la parotide, premier point de repère, est disséqué et récliné en avant avec un écarteur. Dans la partie postérieure de la plaie apparaît l'aponévrose d'origine du sterno-mastoïdien, second point de repère. L'intervalle entre la face postérieure de la parotide en avant et la face antérieure du sterno-mastoïdien puis de la mastoïde en arrière, est creusé à une profondeur de 1 pouce ou 1 pouce et demi, jusqu'à ce qu'on arrive aux muscles prévertébraux recouverts de leur aponévrose, nouveau point de repère. Le nerf est en avant de cette aponévrose. Quelquefois on aperçoit le ventre postérieur du digastrique. Enfin l'apophyse transverse de la vertèbre et l'apophyse styloïde constituent des points de repère accessoires. »

Procédé de M. le Dr Siraud. — On pratique une incision verticale immédiatement au-devant de l'apophyse mastoïde, le pavillon de l'oreille étant récliné en avant. L'extrémité supérieure de l'incision correspond au tragus, son extrémité inférieure déborde de 1 centimètre la pointe de l'apophyse mastoïde. Les divers plans sont successivement sectionnés, peau, aponévrose ; la face antérieure de l'apophyse mastoïde apparaît avec les insertions du sterno-mastoïdien. La glande parotide est sculptée et dégagée de l'apophyse et du muscle. Cette glande est réclinée en avant. L'opérateur, se portant alors directement sur l'apophyse mastoïde cherche soit la première portion descendante du tronc nerveux ou, ce qui est plus facile, sa deuxième portion horizontale située sur une ligne horizontale menée de la pointe mastoïdienne à la branche montante. Nous conseillons de préférence la recherche de cette deuxième portion du tronc nerveux, un peu plus superficielle que la précédente. En général, on n'éprouve aucune difficulté à la découvrir ; il suffit de se rappeler son rapport exact donné par le point de repère précité et sa situation profonde de 1 centimètre à 1 cm. 5 au maximum. D'ordinaire, l'hémoragie est insignifiante et ne masque pas le tronc nerveux ; celui-ci apparaît comme un cordon blanc et nacré, dirigé horizontalement. Le nerf, dégagé, est chargé sur une sonde cannelée ; il suffit pour en pratiquer l'élongation de l'amener au niveau du plan cutané. C'est un indice qui, mathématiquement, n'a peut-être pas une grande valeur mais qui, au point de vue pratique, donne des résultats suffisants.

En résumé, l'avantage de ce procédé est :

1° De dissimuler l'incision derrière l'oreille, dans le sillon rétro-auriculaire, ce qui peut avoir, au point de vue esthétique, une certaine valeur.

2° De réduire au minimum les dégâts opératoires.

3° De découvrir immédiatement le tronc nerveux principal avant sa bifurcation et d'éviter toute espèce de dilacération du tissu glandulaire parotidien.

Critique. — Parmi les divers procédés opératoires que nous venons d'étudier, les deux premiers présentent plusieurs désavantages. Tout d'abord, la découverte du tronc du facial n'y est réalisée que d'une manière indirecte. Dans le manuel opératoire proposé par Hueter, c'est la recherche de la branche inférieure de division du nerf qui constitue le premier temps. Ce n'est qu'en la suivant par la dissection, et cette dissection est très délicate, que l'on arrive à sa jonction avec la branche supérieure, et au tronc principal.

Dans le second procédé, l'opération est encore plus compliquée. La branche superficielle étant découverte, libérée, soulevée, une nouvelle incision devient nécessaire pour arriver successivement sur la branche inférieure, puis sur le tronc même du nerf, qu'il faut encore libérer jusqu'à sa sortie du trou mastoïdien. Ces deux procédés exigent au moins deux incisions, ce qui en fait apprécier plus encore le désavantage et, de plus, le tissu glandulaire parotidien se trouve nécessairement intéressé dans l'un et l'autre cas.

Le procédé de Baüm réalise déjà un progrès dans la technique de l'opération, puisqu'on découvre le tronc du facial tout d'abord, sans l'intermédiaire de ses branches. Mais le manuel opératoire est fort compliqué ainsi que le prouve la nécessité des nombreux points de repère au cours de l'intervention. L'incision menée jusqu'aux muscles vertébraux est très profonde, ne donnant que peu de jour, ce qui ne constitue pas précisément un avantage pour l'opérateur.

Par contre, le procédé de M. le Dr Siraud est supérieur aux trois premiers. On arrive directement sur le tronc du facial grâce à un point de repère très simple. En cherchant le tronc principal immédiatement avant sa division le nerf ne se trouve qu'à une petite distance des téguments. L'incision moins étendue permet au chirurgien une découverte plus facile et plus rapide. L'acte opératoire se réduit à une simple incision suivie de libération du tronc nerveux de la substance glandulaire, la parotide peut être réclinée en avant, elle n'est pas intéressée par l'incision. Pour ces différentes raisons, c'est donc le procédé de choix à employer pour l'élongation du facial. C'est le procédé qu'indiquait M. Siraud alors qu'il était chef des travaux anatomiques pour la découverte du facial dans les exercices de dissection.

OBSERVATIONS

OBSERVATION I

(Deutsche medizinische Wochenschrift, 1882, p. 403.)

La question de la guérison du tic convulsif par l'élongation du nerf facial.

Lettre du professeur Bernhardt à la *Deutsche Med. Woch.*

Très honorés Confrères,

Permettez-moi de vous demander l'hospitalité de votre excellente revue pour les quelques lignes qui suivent :

Dans le n° 9 de la *Deutsche Medizinische Wochenschrift* de l'année 1882, je communiquai un cas de tic facial gauche pour lequel mon confrère, M.-E. Hahn, avait pratiqué l'élongation du tronc du nerf. Le résultat obtenu fut : paralysie très accusée du nerf élongé, retour lentement progressif et assez complet de la motilité active, suppression des contractions involontaires. Ce cas a été observé pendant six mois.

A la fin de cette première communication, j'ajoutai que si j'avais ultérieurement l'occasion d'observer à nouveau cette même malade, je ne manquerais pas de vous informer soit de la durée de l'amélioration, soit de la guérison complète, soit enfin de la rechute qui aurait pu se produire. Or, il m'a été donné le 30 mai et le 22 juin de revoir à deux reprises la malade en question. Déjà, depuis le commencement de mars, d'après ses dires « cela recommença à la tirailler » dans la moitié gauche du visage soit le matin, soit lorqu'elle marchait. Lorsqu'elle parlait, les phénomènes s'aggravaient et se répétaient plusieurs fois par jour.

La motilité de la musculature du côté gauche du visage, qui avait été paralysée, était alors complètement revenue et, sous l'influence des deux sortes de courants, la réaction des branches frontale et oculaire du nerf facial était la même que pour le côté droit. En ce qui concerne le rameau nasal, buccal et mentonnier, l'excitabilité électrique accusait toujours encore un amoindrissement en comparaison de l'excitabilité des branches droites correspondantes.

Lors de la deuxième visite que me fit la malade le 22 juin, j'observai que les contractions convulsives étaient revenues à un degré assez marqué. Néanmoins, pendant des intervalles assez longs d'une durée de dix minutes à une demi-heure, la moitié gauche de la face est normale. En tous cas, la malade est beaucoup plus contente de son état actuel que de l'état avant l'opération et pendant six mois, ainsi qu'il a été dit, elle a été absolument indemne de toute atteinte de son mal.

J'aurais peut-être attendu davantage pour vous communiquer cette observation si la malade ne quittait pas maintenant l'Europe et ne pensait rester absente pendant au moins deux ans. Aussi, ai-je préféré faire connaître immédiatement ce que j'ai été à même de constater.

Signé : Prof. M. Bernhardt.

OBSERVATION II.

(Zesas, *Wiener Medizinische Wochenschrift*, 1802, p. 39, 1884.)

Un cas de tic convulsif guéri par élongation du facial.

Le malade est âgé de trente-sept ans, constitution vigoureuse. Il souffre depuis environ huit ans de crampes des muscles de la partie droite du visage. Il déclare n'avoir jamais été atteint d'aucune maladie sérieuse, à l'exception de la fièvre scarlatine qu'il a eue à sept ans : cependant depuis quelques années il est atteint de rhumatismes.

A l'examen, on constate que la plus grande partie de la moitié droite du visage est atteint de tics cloniques qui occasionnent des tractions et des rétractions de la calotte aponévrotique par le muscle frontal, fermeture des paupières, froncement des soucils, grimaces de la commissure labiale du côté malade. Cette manifestation caractéristique se produit par intervalles de quatre à cinq minutes. Le triste état du malade a une action défavorable sur son esprit, de telle sorte que, s'estimant malheureux, il recherche la solitude.

Dans le cas en question, on ne pouvait déterminer avec précision une raison de l'excitation pathologique du nerf facial. Aucun symptôme ne parlait en faveur d'une origine centrale de l'affection; pas d'ophtalmie, pas de carie dentaire, pas de vers intestinaux, pas de névralgie du trijumeau dont la présence aurait pu, par voie réflexe, constituer le point de départ de la maladie. Mais comme le malade souffre de rhumatismes, j'étais tout d'abord disposé à attribuer l'affection à des refroidissements successifs.

Instituer un traitement n'était pas chose facile, car le malade avait déjà employé à plusieurs reprises et sans succès durable tous les remèdes habituels. Le malade me demanda de pratiquer sur lui « la section du tronc principal du nerf facial » car, cette opération, disait-il, lui avait déjà été conseillée par un médecin « comme la seule qui pût le guérir ». Je tentai de lui faire comprendre que l'opération en question ne pourrait amener aucune amélioration mais, au contraire remplacer son mal par un autre mal non moins désagréable, savoir une paralysie faciale. A mon sens, la seule solution était d'essayer de l'élongation du nerf facial. Il consentit à ma proposition et je l'opérai le 16 novembre 1883 sous anesthésie locale.

Je fis une incision de 4 centimètres à partir du lobule de l'oreille, cherchai derrière l'oreille droite le nerf que je trouvai sans difficulté après avoir sectionné les parties molles. J'isolai le nerf et pratiquai son élongation cinq fois dans les deux sens (sens périphérique, sens central). La plaie fut nettoyée puis suturée au catgut. Cicatrisation par première intention. Déjà le cinquième jour après l'opération, les accès s'atténuèrent progressivement, si bien que le malade sortit de l'hôpital complètement guéri le 4 janvier.

En me basant sur le cas ci-dessus, ainsi que sur une observation analogue de Navratil (*Chirurchische Béiträge*), observation où une prompte guérison a été constatée, je crois pouvoir recommander à mes confrères l'élongation du facial pour la guérison de la crampe mimique du visage.

OBSERVATION III

(*Wiener Mediz. Wochenshrift*, n° 27, 4 juillet 1885.)
Articles et observations du prof. Zésas

Résultats curatifs de l'élongation du facial dans le tic de la face.

Il y a quelques années, lorsqu'on commença à introduire dans la pratique l'élongation des nerfs comme thérapeutique de diverses affections nerveuses, on tenta d'éprouver cette nouvelle opération pour le tic de la face lequel, comme on le sait, est souvent rebelle à tous les traitements.

Ce furent d'abord à ma connaissance Baum et Schlüner qui débutèrent dans cette voie nouvelle. Les communications encourageantes qu'ils publièrent dans la *Klinische Berliner Wochenschrift* 1878, n° 40 et

1879 n° 46 engagent bientôt d'autres praticiens à appliquer ce procédé dans des cas analogues. L'exemple des deux chirurgiens précités fut suivi par Hoffman et Eulenburg. Le cas d'Eulenburg[1] est celui d'une femme qui souffrait de convulsions faciales de la partie gauche du visage. Eulenburg fit pratiquer l'élongation faciale par le professeur Hueter après que la section du nerf sus-orbitaire gauche faite par le professeur Schirmer fut restée sans résultat. Très rares convulsions après l'intervention. Une paralysie assez considérable qui dura pendant plusieurs semaines suivit la deuxième intervention, mais cette paralysie rétrocéda totalement par la suite. Au sujet du cas de Hofmann, Godlee constata que l'effet curatif s'était maintenu vingt-huit mois encore après l'opération. Dans ce dernier cas, une paralysie avait subsisté depuis le mois de mai 1881 jusqu'à l'automne 1884. Les convulsions faciales s'accusèrent davantage après un accouchement de la malade en 1881, mais elles disparurent bientôt à nouveau.

Dans un excellent travail paru dans la *Zeitschrift für klinische Medizine*, volume III, fascicule I, Berlin 1881, le professeur Bernhardt a publié les cas suivants qui se rapportent à la question.

I. K, trente-six ans, prétend avoir déja souffert pendant la campagne de 1870, 71, de douleurs convulsives dans la moitié droite du visage, mais ce n'est que dans l'été 1873 qu'apparurent des contractions très limitées aux paupières droites, contractions qui cessèrent en

[1] Un cas grave de prosopo-spasme à évolution anormale (*Centralblatt fur Nervenheilk*, 1880, N° 7).

février 1874. La même année, les contractions s'étendirent peu à peu à toute la moitié droite du visage. De temps en temps il ressentait, dans l'oreille droite un craquement synchrone avec la contraction, mais son cuité auditive n'en souffrait pas. En 1878, le docteur E. Hahn pratiqua, sur l'indication du professeur Bernhardt, l'élongation du nerf facial d'après la méthode de Baum.

Après l'opération qui, d'ailleurs, n'eut pas de paralysie pour conséquence, les contractions ne se reproduisirent pas le même jour, mais le jour suivant on put de nouveau les constater ; mais leur intensité était beaucoup moindre. L'état du malade demeura sensiblement meilleur pendant l'hiver 1878, 1879. En mai 1879 une exploration électrique montra une différence entre les contractions motrices droite et gauche avec les deux courants. « Au total, l'état du malade est meilleur, il reste pendant des heures entières complètement délivré de son tic, mais les contractions peuvent toujours être ramenées par les mouvements actifs de la mâchoire, du côté droit. » De temps en temps une pression exercée sur la partie supérieure et antérieure du conduit auditif réussit à faire cesser le spasme. Une deuxième exploration (novembre 1880) montre toujours des contractions ; néanmoins, il y a toujours un mieux sensible. « En définitive *(ipsissima verba)*, je puis parfaitement parler d'un succès, mais cette amélioration n'est pas assez considérable pour qu'elle puisse m'engager à subir une nouvelle opération» dit le malade.

F. B. ouvrier, vingt et un ans, atteint brusquement à Pâques 1816 de contractions de la moitié gauche du visage. La moitié gauche du voile du palais était indemne ainsi que l'oreille gauche ; les contractions ne cessaient que rarement pour plus de quelques secondes, rarement une demi-minute. Le 18 juin 1880 l'élongation d'un nerf facial fut pratiquée par M. le conseiller intime von Langenbeck. Pendant l'anesthésie les contractions cessent ; spasmes faibles au réveil, à la commissure labiale gauche. La plaie linéaire fut guérie rapidement et le malade put quitter la clinique le 30 juin.

L'examen pratiqué ce même jour donna : œil gauche largement ouvert, fermeture impossible, le front est lisse à gauche et ne peut se plisser. La commissure labiale gauche est plus basse que la droite. Elévation de la bouche à droite et en haut, lorsque le malade rit. Les contractions involontaires sont complètement supprimées à l'œil; de même, les lèvres ne sont plus agitées de spasmes, léger tremblement seul et traction vers la gauche.

Lorsque le malade essaie de fermer l'œil gauche, mouvement d'ailleurs impossible, il produit des mouvements synergiques à la commissure labiale gauche, cette dernière ne peut être contractée sous l'influence de la volonté. L'opération a donc remplacé le tic par une paralysie des branches frontale, oculaire et nasale du nerf facial et provoqué une parésie des branches labiale et mentonnière, tout en ne jugulant que d'une façon incomplète les contractions.

En septembre 1880, parésie toujours indiquée dans la

moitié gauche du visage. Lorsque le malade est tranquille, on remarque un léger tremblement qui se manifeste de temps en temps, non seulement à la commissure labiale, mais aux muscles de l'œil et du front. Ces contractions deviennent aussi intenses qu'avant l'opération lorsque le malade exécute des mouvements actifs ou lorsqu'on faradise les muscles de la partie gauche du visage, même avec des courants très faibles.

Le 28 novembre 1880, le tic s'est reproduit avec presque la même force qu'auparavant. Le malade peut fermer l'œil gauche, mais le mouvement est toujours un peu traînant. Le front se ride difficilement, et les narines se froncent bien moins à gauche qu'à droite.

Diminution de l'excitation électrique encore appréciable par les deux sortes de courants, cependant, les muscles des lèvres et du menton, côté gauche, réagissent aussi bien et aussi vite qu'à droite. Le malade estime qu'il y a une amélioration dans son état. « Le tic cesse souvent pendant plusieurs minutes, parfois même un quart d'heure, tandis qu'auparavant (à ce que dit le patient), le tic le faisait souffrir continuellement.

Le 12 novembre 1880, dans une séance de la Clinical Society, Aller, Struge et Godlee ont communiqué le cas d'une femme chez laquelle l'élongation du nerf facial droit pour un tic convulsif eut pour conséquence la suppression des contractions avec paralysie faciale.

Godlee publie une deuxième observation : Homme de trente-six ans souffrant d'un tic double. La section nerf supra-orbitaire demeurant sans résultat, on pratique l'élongation du facial gauche, 10 novembre 1881.

Paralysie consécutive. Le 26 mai 1882, élongation du facial droit, suivie du même résultat. Quelques semaines après les paralysies avaient disparu, mais malheureusement les contractions se manifestent comme avant l'opération.

En 1880 et 1881, Putnam pratiqua l'élongation du facial deux fois. Dans le premier cas, avril 1880, aucun résultat bien sensible. La deuxième élongation, faite sur une femme de quarante-cinq ans, fut suivie d'une paralysie assez forte, puis d'une guérison temporaire ; finalement, l'état pathologique antérieur est revenu.

En août 1881, Southam opéra une femme de trente-deux ans; la malade ne s'est pas représentée et le résultat demeura inconnu. On sait seulement qu'une paralysie, qui avait paru après l'opération, avait commencé à décliner trois mois après.

Un deuxième cas, opéré le 28 mars 1881, donna un résultat très satisfaisant. La paralysie consécutive à l'opération disparut en dix semaines, et l'action curative de l'opération est constatable deux ans et demi après.

En 1882, une élongation du facial pratiquée par Navratil pour un tic convulsif fut favorable également. Navratil écrit à ce sujet dans les *Chirurgische Beiträge* (page 10, année 1882), les remarques suivantes. Contractions permanentes des muscles de la partie droite du visage. La commissure labiale droite est attirée en dehors et en haut. L'intensité des spasmes est augmentée sous l'influence de l'excitation la plus minime. La malade reconnaît être atteinte de son tic depuis sept ans ; tous les remèdes employés n'ayant donné aucun résultat, l'élongation du facial est proposée à la malade qui l'accepte. L'opération fut pratiquée le 15 mars. L'évolution de la guérison fut troublée par un érysipèle qui ne dura que peu de temps d'ailleurs. Les contractions ne se manifestèrent qu'à de rares reprises après l'opération ; d'ailleurs, leur intensité était beaucoup moindre, elles disparurent totalement le 18 mai et ne se sont plus reproduites depuis cette époque.

En 1883, Gray a enrichi la statistique des cas possédés jusqu'à ce jour par les deux observations suivantes.

Homme de trente-six ans atteint depuis dix ans de tic douloureux droit par névralgie du trijumeau. Immédiatement au commencement de la névralgie et coïncidant avec les accès ultérieurs, contraction de la mâchoire inférieure.

Opération.— Après rémission de quatre jours, retour de la névralgie. Diminution des contractions, paralysie faciale.

Homme de vingt-deux ans. Mouvements choréiformes depuis dix ans aux deux moitiés du visage. Après élongation du facial gauche, rémission de deux mois, puis retour de l'affection première.

Nous énoncerons maintenant **le résumé de toutes les interventions connues et recueilliès par le professeur Zesas en juillet 1885 :**

N° 1. Baum, 1878, Femme. « Après huit à neuf mois, légère récidive qui disparut bientôt après une seconde et longue rémission ; nouvelle récidive, mais si peu intense et si peu gênante pour la malade qu'elle s'est remariée entre temps pour la deuxième fois. J'estime qu'une nouvelle opération n'est pas nécessaire. L'état de la malade est incontestablement meilleur qu'avant l'opération. (Prof. Bernhardt.)

N° 2. Schlusser, 1879, Femme. Pendant six mois la malade est totalement débarrassée, puis, de temps à autre, légères contractions que la volonté pouvait immédiatement faire cesser. Actuellement, les contractions ont légèrement augmenté, mais la volonté les arrête et, du reste, elles n'atteignent jamais, même approximativement, le degré qu'elles avaient avant l'opération.

N° 3. Hofman, 1879, Femme. Dans ce cas, la paralysie a persisté de mai 1881 jusqu'à l'automne 1882. Après accouchement de la malade en 1881, les contractions ont reparu, mais ont cessé depuis à nouveau définitivement.

N° 4. Eulenburg 1880, Femme. Paralysie assez grave consécutive à l'opération. Cette paralysie à complètement régressé par la suite. Amélioration durable, rares contractions.

N° 5. Bernhardt, 1878, Homme. « En somme et en définitive (*ipsissima verba*), je puis parfaitement parler d'un succès curatif, mais ce succès n'est pas assez considérable pour m'engager à subir une nouvelle opération. »

N° 6. Bernhardt, 1880, Homme. Paralysie, retour ultérieur à l'état pathologique.

N° 7. Struge Godlee, 1881, Femme. Environ quatre mois après l'opération, on remarque un tremblement très minime des faisceaux du muscle orbiculaire.

Dans les cinq mois qui suivirent, le tic se reproduit deux fois sous une forme légère et sous l'influence de diverses circonstances. Neuf mois après, et sous l'influence d'une très violente colère, le tic se reproduit peu à peu avec toute son acuité antérieure.

N° 8. Godlee, 1881, Homme. Quelques mois après l'opération, la paralysie consécutive avait disparu, mais le tic se reproduisit comme auparavant.

N° 9. Godlee, 1882, Homme. Résultat resté inconnu. Le malade ne s'est jamais représenté après l'intervention.

N° 10. Putnam, 1881, Homme. Pas d'amélioration essentielle.

N° 11. Putnam, 1881, Femme. Paralysie marquée, regression, rémission de plusieurs mois, puis retour à l'état antérieur.

N° 12. Southam, 1881, Femme. Résultat inconnu.

N° 13. Southam, 1881, Femme. La paralysie consécutive à l'opération a disparu après seize semaines.

L'effet favorable de l'opération persiste après deux ans et demi.

N° 14. Navratil, 1882, Femme. Les spasmes se reproduisirent d'abord à quelques reprises. Leur intensité était cependant beaucoup moindre qu'avant l'opération, et il disparurent bientôt totalement. Depuis, ils n'ont jamais reparu.

N° 15. Zesas, 1882, Homme. Les accès ne se sont plus reproduits après l'opération. Encore aujourd'hui l'opéré reste indemne de toute récidive.

N° 16. Gray, 1882, Homme. Paralysie faciale. Diminution légère des contractions.

N° 17. Gray, 1883, Homme. Rémission de trois mois, puis retour à l'état pathologique antérieur.

N° 18. Bernhardt, Homme. Insuccès.

N° 19. Kaufman, 1884, Homme. Amélioration relativement à l'intensité et au nombre des accès. Le cinquième jour après l'opération, l'effet de l'intervention avait disparu, mais le trismus clonique faisait moins souffrir le malade.

Résumé. — En résumé, les 19 cas publiés par Zesas en 1885, peuvent se répartir ainsi au sujet des résultats :

I° Quatre guérisons durables :

Cas de Hoffmann datant de 6 ans ;
— Navratil — 4 ans ;
— Southam — 4 ans ;
— Zesas — 1 an.

II. Quatre améliorations durables et marquées :

Cas de Baum ;
— Schlusser ;
— Eulenburg ;
— Bernhardt.

III. Trois améliorations passagères, dont la durée a varié de neuf a trois mois.

IV. Deux résultats inconnus.

V. Six insuccès.

OBSERVATION IV

(Southam, *the Lancet*, 1886, t. I, p. 685.)

Communication sur un cas d'élongation du facial pour un tic convulsif. Opération datant de cinq ans (the Lancet, 27 août 1881).

J'ai déja publié les détails relatifs à un cas d'élongation du nerf facial pour un spasme clonique (tic convulsif) des muscles d'un côté de la face durant depuis deux années, se rencontrant chez une femme âgée de cinquante-neuf ans qui avait été tout d'abord soignée par le Dr Ross. L'opération exécutée en mai 1881 fut suivie d'une paralysie complète de tous les muscles innervés par le facial du côté correspondant. Environ cinq semaines après, les muscles atteints commencèrent à reprendre graduellement leur pouvoir et, au bout de cinq mois, la disparition de la paralysie était complète.

Comme aucun retour du spasme ne s'est présenté et qu'une période de cinq ans s'est écoulée depuis l'opération, la guérison peut être considérée comme complète et permanente et, pour cette raison, le cas peut être présenté comme étant digne d'être enregistré pour plus tard.

Dans un récent article du professeur Zesas, des renseignements ont été donnés au sujet des résultats fournis par cette opération, dans dix-neuf cas, recueillis à des sources différentes (*Wiener medizinische Wochenschrift*, 1885).

Parmi ces exemples, dans un cas opéré par Zesas lui-même et dans un autre par Navratil et, en y ajoutant l'observation citée plus haut, la guérison a été permanente. Dans quatre cas, l'amélioration a été considérable ; dans dix autres, il n'y eut qu'un soulagement temporaire et, quant au reste, soit deux cas, le résultat est douteux, car l'histoire postérieure des malades n'a pas été suivie.

Cependant, comme un bénéfice a été retiré dans sept des dix-sept cas, Zesas est d'avis que l'opération doit être tentée toutes les fois que le tic n'est pas dû à une lésion ultra-cranienne.

OBSERVATION V

(New-York. med. Journ., t. XVIII, p. 563.)

Élongation du facial. — Dr W. W. Keen, de Philadelphie. (Communication orale.)

Le Dr Keen apporte d'abord un cas récent pour lequel il a fait l'opération et y ajoute une statistique de vingt et un cas connus.

Femme de cinquante-huit ans, admise à l'hôpital des femmes, le 1er avril 1886. Elle avait eu, dans sa première jeunesse, des troubles nerveux très sérieux, et par deux fois, avait été paralysée.

Il y a cinq ans, ses paupières droites commencèrent à être tiraillées et, en six mois, tous les muscles de la face étaient atteints de spasme, qui devenait encore plus intense à la suite de tout effort musculaire ou mental : mastication, parole, fait de causer à la malade. Cet état s'accompagnait d'une douleur constante. En juin 1884, le sous-orbitaire droit est respecté, il y a un soulagement momentané de six semaines. Peu de temps après, le tic s'étendait à la jambe et au côté droit.

Le lendemain de l'admission de cette malade à l'hôpital, le Dr Keen pratiqua une incision sur le trajet du nerf de la septième paire, qui fut soulevé, dénudé et allongé (la force employée fut estimée à 4 ou 5 « pounds ».

Une paralysie totale du facial s'ensuivit, avec cessation, non seulement du tic de la face et du cou, mais encore de celui de la jambe et du flanc droits. La plaie était guérie le quatrième jour. La température la plus haute fut 100°4. (thermomètre Farenheit). L'opération avait été faite vingt-quatre jours avant la communication, et il n'y avait plus de spasmes depuis lors[1]

OBSERVATION VI

Nous avons trouvé dans la *Revue neurologique* de 1893, page 278, un passage se rapportant à l'affection qui nous occupe.

Traitement de la névralgie du trijumeau par l'élongation du facial. (Schultze-Berge, d'Oberhausen. 22e Congrès de la Société allemande de chirurgie[2].)

Névralgie ayant débuté dans la troisième branche. Résection du buccinateur, puis du sous-orbitaire Les accès douloureux sont accompagnés de convulsions des muscles de la face. Elongation du facial jusqu'à paralysie. Diminution, puis disparition des douleurs.

Ce cas a été, en outre, publié par Schultze-Berge, dans les *Arch. für klinish. Chir.* de 1893. Nous n'avons pu trouver, malheureusement, que le titre de la pu-

[1] Keen, Stretching of the facial nerve (*New York m. J.*, t. XVIII, p. 563).

[2] Chipault, *Revue neurologique*, p. 138, 1893.

blication résumant le fait : Sur la guérison de la névralgie du trijumeau par élongation du nerf facial[1].

OBSERVATION VII

(Hôpital Saint-Luc. — Service de M. le Dr Siraud.)

Tic douloureux de la face guéri par l'élongation du nerf facial.

G..., Jeanne-Marie, trente-huit ans, cultivatrice, mariée, un enfant, entrée dans le service de M. le Dr Siraud le 11 mars 1903.

Antécédents héréditaires. — Père mort il y a trente ans. A souffert, à la suite d'une chute grave, de très fortes douleurs de tête occasionnant des accès de violence intenses. Mère bien portante, âgée de soixante-six ans.

Antécédents personnels. — La malade n'a jamais eu d'autre affection qu'une légère éruption sur les bras il y a une dizaine d'années. La dentition est en très mauvais état. Il y a deux ans elle eut à souffrir de violentes migraines et de névralgies dentaires.

C'est en 1897 que la malade commença à se plaindre du tic douloureux qu'elle présente encore actuellement. Les spasmes des muscles de la face étaient alors assez espacés.

[1] Schultze-Berge, Ueber Heilung von Trigeminus Neuralgie durch Dehnung des Nerv. facialis *(Arch. für klinis. Ch.*, 1893).

La malade fut examinée en janvier 1903 par M. le Dr Charmont. Tout le facial était atteint ; chaque soir la malade présentait un accès de fièvre. Les spasmes douloureux du facial étaient à peine espacés de quelques secondes, les douleurs névralgiques étaient continuelles. L'œil était complètement fermé. Les branches temporo-faciale et cervico-faciale étaient atteintes en entier (facial droit). Sensibilité égale à droite et à gauche. L'œil fut atteint de larmoiement il y a deux ans, mais actuellement on ne constate aucune manifestation du côté de cet organe.

Lorsque les douleurs de tête étaient par trop violentes, survenait un vomissement qui les calmait, mais restait sans influence sur le tic.

Elle prit à ce moment du bromure, de l'antipyrine, de la quinine. L'exercice lui fut recommandé

Le 1er février 1903, la malade est examinée à nouveau après avoir suivi son traitement. Les douleurs de tête avaient cessé, mais le tic revenait toujours à des intervalles très rapprochés. Suppression du bromure. On ordonne à la malade des pilules de valérianate de quinine. Pas d'accès de fièvre le soir.

On revoit la malade le 8 mars, les crises convulsives du facial sont toujours aussi nombreuses, les douleurs de tête ont disparu.

La malade entre le 11 mars dans le service de M. le Dr Siraud à l'hôpital Saint-Luc. Le facial droit est pris complètement. Pas de larmoiement, sensibilité égale sur toute la face. M. le Dr Siraud fait continuer la médication par la valérianate de quinine ; de plus, tous les deux jours, pulvérisations au kélène sur le trajet du facial.

Le 21 mars, les crises étaient toujours aussi nombreuses, M. le Dr Siraud décide de pratiquer l'élongation du facial par son procédé.

Immédiatement après l'opération, le tic a disparu. Une paralysie intéressant toute la partie droite de la face se manifeste avec les signes cliniques ordinaires de cette affection. L'œil droit ne peut être fermé.

26 mars. — Les douleurs de tête ont cessé, le côté de la tête paralysé est moins flasque, l'œil peut être fermé. Les spasmes cloniques n'ont pas reparu,

La paralysie faciale regresse peu à peu, cependant les muscles ne se contractent que difficilement, aussi la malade est soumise à des séances d'électrisation et la motilité faciale reparaît alors très vite et prend toute son intégrité à la date du 10 juin.

La malade ayant quitté l'hôpital a été revue le 10 juillet. Les spasmes cloniques du facial ne se sont jamais représentés depuis l'intervention.

La guérison s'est maintenue.

CHAPITRE V

RÉCAPITULATON ET STATISTIQUE

Nous avons donc, depuis la publication de Zesas (dans la *Wiener mediz. Wochen* , du 4 juillet 1885) pu trouver et enregistrer quatre communications ou observations relatives à des cas de *tic douloureux de la face traités par l'élongation du facial*. Mais, parmi ces quatre cas, celui de Southam, qui a fait l'objet d'une communication orale rapportée dans *the Lancet*, de 1886, t. I, p. 685. ne fait que confirmer la guérison définitive d'une malade opérée en 1881 et déjà mentionnée dans la statistique de Zesas en 1885. Nous constaterons donc cet heureux résultat sans le porter à nouveau dans la catégorie des cas guéris.

Parmi les trois autres cas, il faut remarquer que celui de Keen *(New York med. Journal*, 1886), nous donne une guérison datant d'un mois. Nous le consignerons donc en faisant des réserves sur ce point.

La guérison dans le cas publié par Schlutze-Berge, est constatée par l'auteur dans les *Archives für klinishe Chir.*, 1893, puis rapportée à nouveau dans la *Revue neurologique*, 1893, p. 278.

Enfin, le dernier cas opéré par M. le Dr Siraud, datant déjà de plus de quatre mois et s'accompagnant non seulement de la guérison définitive du tic douloureux depuis le jour de l'opération, mais encore d'un retour complet et relativement rapide de la motricité faciale doit être considéré comme donnant une guérison définitive.

Nous aurons donc, en ajoutant nos trois nouveaux cas à la statistique précédente :

22 tics douloureux traités par l'élongation du facial.
7 guérisons.
7 améliorations (dont 4 durables et 3 passagères).
2 résultats restés inconnus.
6 insuccès.

CONCLUSIONS

I. Dans les cas de tic douloureux de la face rebelle aux traitements ordinaires, l'élongation du nerf facial peut donner une guérison définitive ou tout au moins une amélioration des symptômes douloureux.

II. Cette intervention paraît avoir des chances de succès plus considérables dans les cas de tic douloureux de cause locale ou périphérique.

III. En totalisant le nombre des cas ainsi traités qui nous sont connus, nous constatons que sur 22 opérations on a obtenu : 7 guérisons, 7 améliorations, 2 résultats inconnus, 6 insuccès.

IV. La névrotomie ou la névrectomie faciale donnent une paralysie indélébile ; l'élongation est la seule opération ne s'accompagnant que d'une paralysie consécutive transitoire, guérissable dans tous les cas qui ont été publiés. Lorsque la guérison survient après cette intervention on observe donc en même temps que la disparition des douleurs, le retour intégral de la motilité des muscles innervés par le facial.

V. Parmi les différents procédés opératoires, deux seulement permettent de pratiquer l'élongation du tronc du facial sans avoir à rechercher tout d'abord les branches de division de ce nerf : ce sont le procédé de Baum et le procédé employé par M. le professeur agrégé Siraud. Nous donnons la préférence à la seconde des deux méthodes, parce qu'elle permet de pratiquer l'élongation sans intéresser le tissu glandulaire parotidien dans l'incision opératoire et qu'elle ne présente pas les difficultés et les nombreux temps opératoires du procédé de Baum.

INDEX BIBLIOGRAPHIQUE

B. Allan, Tic douloureux guéri par une opération (Archives génér. de médecine, t. XXIX, p. 197).

G. André, Précis clinique des maladies du système nerveux.

Arloing et Tripier, Des sections nerveuses (Académie des Sciences, 23 novembre 1869, et Congrès de l'Association française, 1875).

Brissaud, Tics et spasmes cloniques de la face (Journal de médecine et de chirurgie pratiques, 25 juin 1894).

Bernhardt, Zur Frage von der Erfolgen der Dehnung des Nerv. facialis bei Tic convulsif (Deutsche med. Woch., 1882, t. VIII, p. 403).

A. Blum, Elongation des nerfs (Arch. génér. de médecine, 1878).

Charcot-Bouchard, Traité de médecine, t. VI. Art. : Névralgie faciale, Paris, 1894.

Chauvel, De l'élongation des nerfs (Archives générales de médecine, 1881, p. 707).

Chipault, Chirurgie opératoire du système nerveux, Paris, 1895, t. II.

— Revue neurologique, 1893, p. 278.

Dana, Journal of nervous and mental deseases, t. XVI, 1891, p. 54

Dupuy, Névralgies traumatiques (Société de chirurgie, 15 juin 1865).

Ferrier, Les affections des dents causes de névralgies (thèse de Paris, 1884).

Gilles de la Tourette, Leçons cliniques sur les maladies du système nerveux.

Gangolphe et Siraud, De la voie préauriculaire dans les interventions sur le conduit auditif et le rocher (Revue de chirurgie, 1895, p. 300).

Godlee, A case of stretching of the facial nerve for « tic spasmodique » (Medical Times and Gazette, 1881, t. I, p. 688).

— Stretching the facial nerve for « tic convulsif. » (Am. J. Neurol. and Psch. New-York, 1882, t. I, p. 19-22).

— Two cases of stretching of facial nerve (Am. J. Neur. and Psych. t. I, p. 514-516).

Grasset et Rauzier, Traité pratique des maladies du système nerveux, Paris, 1893.

Hofman, De prosopalgia, 1832.

Kaufman, Elongation du nerf facial (Centralblatt für Chirurg., nº 2, 1885).

Keen, Stretching of the facial nerve (New-York med. Journ., 1886, t. XVIII, p. 503).

Létievant, Traité des sections nerveuses, Paris, 1873.

Lamotte, Traitement chirurgical de la névralgie faciale. Névrectomie. Paris, 1892. Thèse.

Nicaise, Opérations sur les nerfs (Encyclopédie internationale de chirurgie, p. 771, 1884).

Pouteaux, De la prosopalgie traumatique (Mémoires de médecine, de chirurgie et de pharmacie militaires, t. LV, p. 266).

Peter, Tic douloureux guéri par le bromure de potass. (Bull. génér. de thérapeut., 1876, p. 337).

Schlüsser, Mimische Gesischs Krampf Dehnung des Facialis. Heilung (Berlin. klin. Woch., 1879, p. 684).

Schlutze-Berge, Ueber Heilung von Trigeminus Neuralgie durch Dehnung des nerv. facialis, 1893, Bd XLVI, p. 195.

Siraud, La région préauriculaire (Travail du laboratoire d'Anatomie de la Faculté de médecine de Lyon, 1895).

Southam, Nerve stretching for facial spasm, operated on five years since (The Lancet, 1886, t. I, p. 685).

Tillaux, Traité de chirurgie clinique, 5e édition, t. I, p. 330, Paris, 1900.

Valleix, Traité des névralgies ou affections douloureuses des nerfs, Paris, 1847.

— Note sur un cas de névralgie trifaciale causée par la carie d'une dent molaire (Arch. génér. de médecine, 1843, p. 468).

Zesas, Ein Fall von « tic douloureux convulsif » geheilt durch Dehnung des facialis (Wiener. med. Woch., 1884, t. XXXIV, p. 39 et 1885, t. XXXV, p. 853 et 883).

TABLE DES MATIÈRES

Lyon. — Imp. A. REY, 4, rue Gentil. — 33562

175

www.ingramcontent.com/pod-product-compliance
Ingram Content Group UK Ltd.
Pitfield, Milton Keynes, MK11 3LW, UK
UKHW020349220726
13923UKWH00004B/1591

9 782019 248710